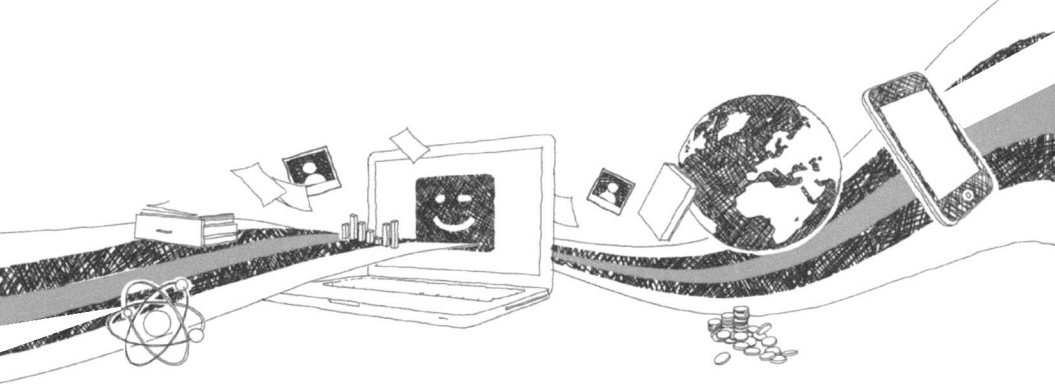

Sabine Köhler

Möglichkeiten des Neurofeedbacks in der Therapie von AD(H)S

GRIN Verlag

Bibliografische Information der Deutschen Nationalbibliothek:

Die Deutsche Bibliothek verzeichnet diese Publikation in der Deutschen National-
bibliografie; detaillierte bibliografische Daten sind im Internet über http://dnb.d-
nb.de/ abrufbar.

Impressum:

Copyright © 2010 GRIN Verlag GmbH
Druck und Bindung: Books on Demand GmbH, Norderstedt Germany
ISBN: 978-3-656-68848-8

Dieses Buch bei GRIN:

http://www.grin.com/de/e-book/275992/moeglichkeiten-des-neurofeedbacks-in-
der-therapie-von-ad-h-s

Möglichkeiten des Neurofeedback in der

Therapie von AD(H)S

Theoriearbeit im Rahmen der Weiterbildung Integrative Lerntherapie
Zentrale Einrichtung für Weiterbildung der Leibnitz Universität
Hannover (ZEW)

Sabine Köhler

Erfurt, März 2010

Inhalt

1. Ziele und Funktionsweise des Neurofeedback

Neurofeedback, auch EEG-Biofeedback genannt, bezeichnet die visuelle oder akustische Rückmeldung ("feedback") bestimmter Signale des Körpers ("Bio"), genauer der Hirnstromaktivität, die der Mensch unter normalen Bedingungen nicht wahrnehmen kann. Durch die Bewusstmachung der im Körper ablaufenden Prozesse soll es möglich werden, auf die eigenen cerebralen Erregungszustände Einfluss zu nehmen und diese dauerhaft zu verändern. Verschiedenen Krankheitssymptomen, die mit einer Störung der Regulation cortikaler und subcortikaler Strukturen einhergehen, soll auf diese Weise begegnet werden (vgl. u.a. Karch et al., 2007, S.3). Neuronale Fehlregulationen äußern sich in der Überstimulation (overarousal), Unterstimulation (underarousal), mangelnder Hemmung (Disinhibition) oder Instabilität der Erregungsbänder verschiedener Gehirnareale (vgl. u. a. Strehl et al., 2004, S.181).

Um beispielsweise zu besserer Konzentrationsfähigkeit und effektiverem Lern- und Leistungsverhalten zu gelangen, werden die Hirnströme mittels mehrerer Elektroden direkt von der Kopfhaut abgeleitet, verstärkt und auf einen Computer übertragen. Die unterschiedlichen Erregungszustände erscheinen dann auf dem Bildschirm in Form eines Bildes bzw. einer spielerischen Animation, deren Inhalte beweglich sind. Ziel beim Neurofeedback-Training ist es nun, mit Hilfe der eigenen Gedanken diese Bilder in eine bestimmte Richtung zu verändern, etwa eine welke Blume zum Blühen zu bringen oder einen Ball nach oben oder unten in ein Tor zu schießen. Dies geschieht über die wechselweise bewusste Aktivierung oder Deaktivierung ausgewählter Gehirnbereiche. Zunächst über Versuch und Irrtum lernt der Betroffene im Laufe eines Neurofeedback-Trainings, mittels persönlicher Strategien die gewünschten Effekte auszulösen. So könnte man sich beispielsweise vorstellen, entspannt am Strand zu liegen, um über das dadurch erzeugte neuronale Erregungsmuster den auf dem Monitor dargestellten Ball in das untere Tor zu schießen. Soll der Ball hingegen in das obere Tor befördert werden, versetzt man sich gedanklich in das Szenario eines aufregenden Wettkampfes oder einer Achterbahnfahrt. Durch die jeweils unmittelbare Erfolgsrückmeldung kann es schließlich gelingen, zuvor unbewusst ablaufende körperliche Vorgänge willentlich zu steuern. Die erlernte Selbstkontrolle entwickelt sich durch tägliches Üben zu einer konditionierten Reaktion, die im

4

Endziel eines solchen Trainings auch ohne Anbindung an ein Feedbackgerät bewusst abrufbar sein soll (vgl. Strehl et al., 2004, S.181).

2. Einsatzbereiche des Neurofeedback

Neurofeedback stellt insbesondere in den USA eine etablierte Behandlungsmethode dar. Die NASA setzt diese Trainingsmethode schon seit geraumer Zeit in der Ausbildung ihrer Piloten ein, um deren Konzentrationsfähigkeit zu erhöhen. Sie findet darüber hinaus Anwendung in der Behandlung unterschiedlicher Störungsbilder wie:

- Epilepsie
- emotionale Störungen (Ängste, Depressionen)
- Suchterkrankungen
- Schlafstörungen
- Schmerzen (z.B. Migräne, chronischer Rückenschmerz)
- Schlaganfall
- Tinnitus
- Stress
- Herz-Kreislauf-Erkrankungen (z.B. Bluthochdruck)
- Inkontinenz   (vgl. Kraft, 2005, S.14-15)

Außerklinische Anwendung erfährt das Neurofeedback überall dort, wo Menschen an der Grenze ihrer mentalen Fähigkeiten ihre Leistungen verbessern oder zu Höchstleistungen gelangen möchten, wie etwa

- im Spitzensport (z.B. Golf)
- im künstlerischen Bereich (z.B. Opernsänger)
- zur Erhaltung der geistigen Flexibilität im Alter   (vgl. Siefer, 2007, S.84)

Der Katalog der Einsatzmöglichkeiten erscheint recht vielfältig und nahezu grenzenlos. Doch handelt es sich wohl derzeit, insbesondere hierzulande, noch um ein eher experimentelles Verfahren, dessen Anwendung und Konzeption noch in den Kinderschuhen steckt. Kontrollierte Studien auf der Grundlage umfangreicher Stichproben stehen noch aus, um die spezifische Wirkung dieser neurophysiologischen Intervention endgültig nachzuweisen. In jüngster Vergangenheit wurden jedoch erste wichtige Schritte in diese Richtung unternommen.

3. Ein kurzer historischer Abriss

Die Anfänge des EEG-Biofeedback reichen bis an den Beginn des 20. Jahrhunderts zurück. Edward Lee Thorndikes Vorarbeiten zum operanten Konditionieren, Iwan Petrowitsch Pawlow, der das Konzept der klassischen Konditionierung entwickelte und Hans Berger, der erstmals elektrische Potentiale des Gehirns von der Kopfhaut ableitete, schufen mit ihren Arbeiten entscheidende Voraussetzungen für die einige Jahrzehnte später einsetzenden Forschungen (vgl. u.a. Wikipedia). Der Schlafforscher Barry Stermann gilt als entscheidender Wegbereiter des Neurofeedback (vgl. Kraft, 2005, S.15). Er entdeckte bei seinen hirnphysiologischen Untersuchungen an Katzen im Bereich des sensomotorischen Cortex ein Hirnstrommuster zwischen 12 und 15 Hertz. Dieses Erregungsmuster nannte er *Sensomotorischen Rhythmus (SMR)*. Mittels operanten Konditionierens konnte er seine Versuchstiere dazu bringen, vermehrt SMRs zu produzieren. Bei der Austestung eines epilepsieauslösenden Stoffes im Rahmen einer anderen Untersuchung entdeckte Stermann zufällig, dass die Katzen, die zuvor die Erzeugung der SMRs gelernt hatten, in ihrer Reaktion keine epileptischen Anfälle entwickelten. Anfang der siebziger Jahre fand er dann tatsächlich auch Hinweise, dass das Anfallrisiko ebenfalls bei Menschen mit Epilepsie mit Hilfe eines SMR-Trainings reduziert werden kann.

Kamiya (1962, zit. nach: Larbig W. 1983) versuchte über die Selbstregulation des Alpha-Rhythmus des EEG motivationale Verhaltenskomponenten zu beeinflussen. Erste Anwendungen in Verbindung mit der Behandlung von Aufmerksamkeitsdefiziten (ADHS) wurden von Joel Lubar beschrieben. Er führte den Begriff *Neurofeedback* ein und betonte damit die klinisch-neurologische Symptomatik als Therapiegegenstand (vgl. Karch et al., 2007, S.1). Im Zuge der ersten Welle von Begeisterung, die das Neurofeedback in den sechziger und siebziger Jahren auslöste, wurde es jedoch verfrüht als Allheilmittel für sämtliche Leiden angepriesen, ohne dass entsprechende valide Effektstudien vorlagen. So landete es schnell in der Esoterikecke. In der jüngsten Vergangenheit zieht das EEG-

Biofeedback erneut das Interesse vieler Forscher und Universitäten und auch der Medien auf sich. Studien auf empirisch breiterer Basis haben begonnen, spezifische Effekte des Feedback-Trainings auf unterschiedliche Krankheitsverläufe zu untersuchen. Sie scheinen dabei nicht wenig erfolgreich. Einen Überblick über einige Studien zur Behandlung von ADHS mittels Feedback-Training gibt der Abschnitt 5.

4. Neurophysiologische Parameter der Gehirnaktivität

Um das therapeutische Vorgehen sowie die Ansätze und Inhalte der Forschungen zum Neurofeedback zu verstehen, ist es notwendig, einige wesentliche Komponenten des EEG zu kennen. Von Bedeutung sind dabei, neben den *Frequenzen,* die *Amplituden* der abgeleiteten und aufgezeichneten Kurven. Eine im EEG gemessene Spannung ist umso größer, je mehr Nervenzellen eines Bereichs synchron "feuern". Hohe Amplituden weisen demnach auf starke lokale Synchronitäten hin (vgl. Wikipedia).

4.1. Die Frequenzbänder der Grundaktivität im Spontan-EEG

Hinsichtlich der auftretenden Frequenzen bzw. der an der Kopfhaut gemessenen elektrischen Potenzialschwankungen lassen sich zur Beschreibung der geistigen Aktivitätszustände fünf wichtige Grundmuster unterscheiden (vgl. u. a. Kraft, 2005, S.16, Leins et al., 2004, S.53):

Delta-Bereich (0,5 - 3 Hz)
Diese langsamen hochamplitudigen Wellen dominieren im traumlosen Tiefschlaf. Sie spielen bei der Gedächtnisbildung eine unverzichtbare Rolle.

Theta-Bereich (4 - 7,5 Hz)
Theta-Wellen kennzeichnen einen entspannten Zustand kurz vor dem Einschlafen. Andererseits bilden sie einen Bestandteil von Orientierungshandlungen, beispielsweise beim Ausschauhalten nach dem richtigen Weg.

Alpha-Rhythmus (7,5 – 12,5 Hz)

Der Alpha-Rhythmus kennzeichnet einen entspannten Wachzustand, wie er beim ruhigen Liegen mit geschlossenen Augen erreicht wird. Einer zielgerichteten geistigen Aktivität wird dabei nicht nachgegangen. *Lernen* passiert im Alpha-Theta-Takt.

SMR-Bereich (12 – 15 Hz)

Der so genannte *Sensomotorische Rhythmus* im motorischen Areal geht wie oben erwähnt auf Sterman zurück. Das SMR-Band steht für körperliche Ruhe in Verbindung mit Konzentration und wird durch Bewegung blockiert.

Beta1-Bereich (15 – 20 Hz)

Sobald man seine Aufmerksamkeit gezielt ausrichtet, um sich auf eine bestimmte Sache fest zu konzentrieren, laufen Beta-Wellen über die Hirnrinde. Sie zeigen ein erhöhtes Aktivierungsniveau an.

Beta2-Bereich/ Hochfrequentes Beta (22-30 Hz)

Dieses außergewöhnlich hohe Erregungsmuster steht mit starker emotionaler Anspannung, wie etwa Leistungsangst, in Verbindung und versetzt den Organismus in eine Art Alarmbereitschaft.

4.2. Ereigniskorrelierte Potentiale

Mit Hilfe des EEG kann ebenfalls sichtbar gemacht werden, wie sich die Aktivität verschiedener Hirnregionen in der Reaktion auf einen inneren Reiz, wie etwa ein Gedanke, oder ein in der Umgebung stattfindendes Ereignis ändert. Die auf diese Weise entstehenden Erregungskurven werden als *Ereigniskorrelierte Potentiale* bezeichnet und lassen sich bestimmten Stufen der Reizverarbeitung zuordnen (vgl. Leins, 2004, S.49; Karch et al., 2007, S.5). Je nachdem in welchem zeitlichen Abstand zum auslösenden Ereignis und in welche Richtung die Spannungsamplituden laufen, werden die entstehenden Kurven, genauer deren Wendepunkte, benannt. Prominenz erlangte unter anderem die so genannte P300 (Positivierung nach 300 ms), der insbesondere in Verbindung mit Aufmerksamkeits-,

Gedächtnis- und Lernprozessen eine maßgebende Bedeutung zugeschrieben wird. Die Subkomponente P3a entspricht dabei den automatischen unwillkürlichen Aufmerksamkeitsprozessen, P3b der bewusst gesteuerten Antwort auf einen Stimulus.

Die von diesen frühen und endogenen Verarbeitungskomponenten unterschiedenen *Langsamen Potenziale (LPs)* oder *Slow Cortical Potentials (SCPs)* im Frequenzbereich von unter 2 Hz können sogar einige Sekunden andauern und gelten als Maß für die Erregbarkeit der Neuronen der Hirnrinde (Cortex) in Verbindung mit der Vorbereitung auf ein motorisches oder kognitives Verhalten. Bereitet man sich zum Beispiel auf das Lösen einer Aufgabe vor, zeigen die EEG-Aufzeichnungen einen elektrisch negativen Ausschlag und weisen auf eine höhere Erregbarkeit der betreffenden Neuronenverbände hin. In dieser Erwartungsphase steigern sich geistiges Leistungsvermögen und Konzentration auf ein höchstmögliches Niveau. Während der daraufhin folgenden Auseinandersetzung mit der Problemstellung wandern die Potentiale dann in die elektrisch positive Richtung. Die Aufmerksamkeitskapazität verbraucht sich und das Leistungsvermögen bzw. die neuronale Erregbarkeit nimmt allmählich wieder ab (vgl. Birbaumer & Schmidt, 2003, zit. nach Leins, 2004, S.50). Das Bereitschaftspotential, die Komponente der so genannten *kontingenten, negativen Variation (CNV),* korreliert mit der Vorbereitung von motorischen Antworten (Rockstroh et al., 1982, zit. nach Leins, 2004, S.52). Der Begriff *Latenz* ist dabei ein Maß für die Dauer der Reizverarbeitung.

Einen weiteren wichtigen Aspekt der cerebralen Erregungsmuster betrifft die so genannte *Kohärenz* der Signale zweier Hirnareale. Sie bildet ein Maß für das Zusammenwirken bzw. die zeitliche Synchronität der Aktivität unterschiedlicher Lokalitäten der Großhirnrinde und wird in einem Wertebereich von 0 bis +1 angegeben (vgl. Sterman, 1996, zit. nach Leins, 2004, S.54; Wikipedia).

5. Neurofeedback in der Behandlung von Aufmerksamkeitsdefiziten und Hyperaktivität

5.1. Die Leitsymptome einer Aufmerksamkeitsdefizit- und Hyperaktivitätsstörung

Das internationale Klassifikationssystem psychischer Störungen der Weltgesundheitsorganisation (ICD 10) gibt im Wesentlichen drei Leitsymptome vor, die zur Diagnose einer *Hyperkinetischen Störung* führen können. Diese Symptomkriterien finden sich inhaltlich in den in der Amerikanischen Fassung (American Psychiatric Association, DSM IV, 1998) beschriebenen Symptomklassen einer *Aufmerksamkeitsdefizit-/ Hyperaktivitäts-störung* (ADHS) wieder, wenngleich die Begrifflichkeiten wie auch die Einteilung in mögliche Subtypen der Störung variieren.

1. Störungen der Aufmerksamkeit

   Kinder mit Aufmerksamkeitsproblemen fallen durch eine hohes Maß an Ablenkbarkeit und Flüchtigkeitsfehlern bei schulischen oder sonstigen Tätigkeiten auf. Sie verfügen über eine kurze Aufmerksamkeitsspanne, was dazu führt, dass angefangene Tätigkeiten oft nicht zu Ende gebracht werden. Eine Vermeidung länger andauernder geistiger Anstrengungen schlägt sich in der schwachen Beteiligung am schulischen Unterrichtsgeschehen nieder. Das betroffene Kind erscheint häufig in Gedanken versunken und nicht willig zuzuhören. Es fällt ihm schwer, Aktivitäten planvoll zu organisieren und sein Verhalten dauerhaft auf ein Ziel auszurichten. Daraus resultiert häufig ein scheinbar fehlender Sinn für Ordnung und ein hohes Maß an Vergesslichkeit.

2. Hyperaktivität

   Mit der beschriebenen Unaufmerksamkeit verbindet sich häufig ein starker Bewegungsdrang des Kindes, der sich in exzessiver motorischer Unruhe äußert. Hände und Füße sind ständig in Bewegung. Hyperaktive Kinder wirken oft ungebremst, zappeln pausenlos auf ihrem Stuhl umher und erscheinen getrieben und ungesteuert.

3. Impulsivität

Impulsives Verhalten bezeichnet auf kognitiver Ebene ein unüberlegtes, überstürztes Handeln, sowie die Tendenz, jedem Handlungsimpuls sofort nachzugehen, ohne die sich ergebenden Konsequenzen zu bedenken. Im schulischen Unterricht manifestiert sich dieser so genannte kognitive Stil als Gegenpol der Reflexivität (Wagner, 1994) beispielsweise im Dazwischenreden oder Herausplatzen von Antworten, bevor eine Frage vom Lehrer vollständig gestellt wurde. Motivationale Impulsivität charakterisiert äußerst ungeduldig wirkende Kinder, die enorme Probleme damit haben, gegenwärtige Bedürfnisse zurückzustellen bzw. aufzuschieben und nur schwer abwarten können, bis sie an der Reihe sind.

Jedes Kind besitzt ein für sich individuelles Störungsmuster und vereint in sich nicht notwendigerweise alle aufgeführten Symptome gleichermaßen. Die beschriebenen Verhaltenscharakteristika müssen jedoch analog beider Klassifikationssysteme bereits im Vorschulalter vorhanden gewesen sein, situationsübergreifend über einen Zeitraum von mindestens sechs Monaten aufgetreten sein und dürfen nicht mit einer geistigen Minderbegabung in Verbindung stehen, um zu einer klinischen Diagnose zu führen.

5.2. Besonderheiten der Hirnstromaktivität bei Menschen mit AD(H)S

Minderleistungen bei Anforderungen, die eine hohe geistige Konzentration verlangen, gehen mit Auffälligkeiten der zentralen Informationsverarbeitung einher:

Spontan-EEG:

Die höher frequenten Hirnströme (Alpha-/ Beta-Rhythmus) sind bei Kindern mit AD(H)S im Vergleich zu ihren unauffälligen Altersgenossen zugunsten einer vermehrten Theta-Aktivität schwächer ausgeprägt (Fuchs et al, 2003), wodurch diese Kinder möglicherweise häufiger schläfrig und verträumt wirken. Diese Untererregung zeigt sich insbesondere im Bereich des präfrontalen Cortex, einer Region, der eine entscheidende Bedeutung im Zusammenhang mit der Aufmerksamkeitssteuerung zukommt. Eine Reduktion exekutiver Kontrollfunktionen wie Handlungsplanung und Impulskontrolle ist die Folge. Weiter wurden im rechtsseitigen motorischen Cortex der Betroffenen weniger SMR-Wellen verbunden mit einer reduzierten

Aufmerksamkeitssteuerung festgestellt (Monastra et al., 1999, zit. nach Strehl et al., 2004, S.181). Es gibt darüber hinaus Befunde, die eine gestörte intra- und interhemisphärische Kommunikation und Koordination (Kohärenz) verschiedener Hirnareale erkennen lassen (vgl. Lopes da Silva, 1991, zit. nach Karch et al., 2007).

Ereigniskorrelierte Potenziale:

Es gibt Hinweise darauf, dass die endogenen Potentiale und die Langsamen Cortexpotentiale von AD(H)S-Patienten in Abhängigkeit vom jeweiligen Subtyp der Störung größere Latenzen, kleinere Amplituden und abweichende CNV-Verläufe aufweisen (Banaschewski et al., 2004). Daraus lässt sich schließen, dass die Betroffenen auf die Ereignisse ihrer Umgebung langsamer und weniger stark reagieren, als dies im Durchschnitt einer unauffälligen Personengruppe der Fall ist. Die geringere frontale Negativierung in der Antizipation einer Aufgabe weist auf eine weniger stark ausgeprägte Orientierungsreaktion und eine verminderte geistige Aktivierung in der Vorbereitung motorischer und kognitiver Reaktionen hin.

Aus den dargestellten Befunden ergeben sich für die Verbesserung von Selbstkontrolle und Aufmerksamkeitssteuerung folgende mögliche Ziele einer Neurofeedback-Therapie (vgl. Karch et al., 2007, S.8):

- Reduktion von Theta- und Verstärkung von Beta-Aktivität in den Frequenzbändern des präfrontalen Cortex
- Steigerung der SMR-Aktivität im motorischen Cortex
- Normalisierung der Latenzen und Amplituden von LCPs in Richtung vermehrter Negativierung

5.3. Empirische Studien und Behandlungseffekte

In der Mehrzahl dokumentierter Studien wurden den Patienten der Sensomotorische Rhythmus (SMR) und/ oder die Theta- und die Beta-Aktivität zurückgemeldet (vgl. Leins, 2004). Die Therapieprogramme laufen in der Regel über Wochen oder mehrere Monate. Eine Trainingseinheit umfasst dabei 30-60 Minuten und findet mehrmals wöchentlich statt. Die

Feedbackanforderungen werden im Verlauf schrittweise bis zur Erreichung der gewünschten Ergebnisse erhöht. Aus der vergleichsweise noch geringen Zahl bisheriger Veröffentlichungen sollen im Folgenden beispielhaft einige Studien und deren Ergebnisse vorgestellt werden.

Effekte eines SMR-Neurofeedbacktrainings auf die Leistung des Arbeitsgedächtnisses sowie die Aufmerksamkeitsfähigkeit fanden die Londoner Forscher um Vernon (2003, zit. nach Kraft, 2005, S.19). Die untersuchten Probanden konnten nach einem entsprechenden Training in nur acht Sitzungen ihre Gedächtnisfähigkeit beim Reproduzieren von Wörtern um mehr als 10% steigern. Damit war ein erstmaliger Nachweis der Beeinflussbarkeit der Gedächtnisleistung durch Neurofeedback gelungen.

Fuchs et al. (2003) orientierten sich bei ihrer Studie im deutschsprachigen Raum, in der sie die Effekte einer medikamentösen Behandlung mit denen einer Neurofeedback-Therapie verglichen, an dem von Lubar (1995) eingesetzten Untersuchungsdesign. An ihrer Studie nahmen insgesamt 34 Kinder mit der Diagnose einer einfachen ADHS im Alter von 8-12 Jahren teil, von denen 22 Kinder über einen Zeitraum von drei Monaten Neurofeedback erhielten. Die übrigen Kinder wurden in herkömmlicher Weise medikamentös mit Stimulanzien (Methylphenidat) behandelt. Auf die Aufstellung einer Kontrollgruppe (Warteliste) wurde aus ethischen und praktischen Gründen verzichtet. Jedoch können die vielfach nachgewiesenen Effekte einer medikamentösen Therapie nach der Argumentation der Autoren als valide Bezugsgröße gelten. Ziel des Trainings war es, den sensomotorischen Rhythmus und die Beta1-Aktivität im Gehirn zu verstärken und gleichzeitig die Theta- und Beta2-Aktivität zu reduzieren, um eine Steigerung der Aufmerksamkeitsfähigkeit zu erreichen. Zur Messung der angestrebten Verhaltensveränderungen wurden jeweils vor und nach der Behandlung der Kinder ein computergesteuertes Verfahren (TOVA) und ein Papier-Bleistift-Test (d2) zur Bestimmung der visuellen Daueraufmerksamkeitsleistung, speziell des Arbeitstempos und der Sorgfalt, eingesetzt sowie ein Intelligenztest (HAWIK-III) durchgeführt. Darüber hinaus erhielten die Lehrer und Eltern der Kinder Fragebögen zur Beurteilung des im Alltag beobachtbaren Verhaltens der Kinder (IOWA-Conners Behavior Rating Scale). Im Ergebnis der Studie zeigten medikamentöse Behandlung und Neurofeedback-Therapie vergleichbar positive Effekte auf nahezu alle erfassten Leistungs-

und Verhaltensbereiche mit Ausnahme der verbalen Intelligenz. Die mit Neurofeedback trainierten Kinder arbeiteten nach dreimonatiger Behandlung zügiger, mit geringerer Fehlerzahl und weniger impulsivem Arbeitsstil. Eltern und Lehrer beurteilten die mit ADHS in Verbindung stehenden Verhaltensweisen als weniger stark ausgeprägt als vor der Behandlung. Die direkte Veränderung der neurophysiologischen Parameter infolge des Neurofeedback-Trainings wurde in dieser Studie leider nicht erfasst. Hier berufen sich die Autoren auf vorliegende Studien, denen zufolge etwa zwei Drittel aller Kinder, die Neurofeedback erhielten, als so genannte „Responder" ihre Hirnströme beeinflussen konnten und ihre aufmerksamkeitsbezogenen Leistungen verbesserten.

Zur Feststellung der Spezifität der Wirksamkeit des Feedbacktrainings verglich Ulrike Leins (2004) aus der Tübinger Arbeitsgruppe um Niels Birbaumer im Rahmen ihrer Dissertation zwei Trainingsgruppen miteinander, die mit unterschiedlichen, möglicherweise zielführenden Parametern trainiert wurden. Dabei stellte sie die Behandlungseffekte auf den Theta/Beta-Quotienten den erzielten Veränderungen durch eine Stimulation der langsamen Potentiale gegenüber. Die erzielten Trainingseffekte fielen in beiden Experimentalgruppen jedoch vergleichbar stark aus, so dass der angestrebte Nachweis der Wirkfaktorspezifität nicht gelang. Dennoch bestätigten sich die Ergebnisse vorangegangener Studien. Die Kinder verbesserten ihre Aufmerksamkeit (Testbatterie) und kognitiven Leistungen (HAWIK-III) signifikant und konnten gemäß der Eltern- und Lehrerurteile störungstypische Symptome, beispielsweise hinsichtlich der Selbstregulationsfähigkeit, deutlich abbauen. Die Effekte ließen sich auch noch sechs Monate nach Therapieende nachweisen. Eine weiterführende Analyse der EEG-Daten der Kinder, die hinsichtlich kognitiv-behavioraler Verhaltensmerkmale als erfolgreich trainiert galten, verglichen mit den Daten der nicht erfolgreich trainierten Kinder, könnte weiteren Aufschluss über die Spezifität der Feedbackwirkung geben.

Einen weiteren Versuch zum Nachweis der Spezifität der im Neurofeedback angestrebten Wirkfaktoren unternahmen Doehnert et al. (2007). Sie knüpften an eine Studie von Heinrich et al. (2004) an, die erstmals im Kontrollgruppendesign die Veränderung langsamer cortikaler Potentiale durch SCP-Training in Richtung stärkerer Negativierung der CNV-Amplituden in Verbindung mit einem Rückgang der ADHS-Symptomatik nachwiesen.

Sie arbeiteten mit 26 ADHS-diagnostizierten Kindern im Alter von 9-12 Jahren, von denen 14 Kinder verteilt über mehrere Wochen in 15 Sitzungen 30 SCP-Trainingseinheiten erfuhren. Eine mehrwöchige Unterbrechung des Trainings sollte dem Transfer der bis dahin erworbenen Aktivierungs- und Deaktivierungsstrategien in den alltäglichen Kontext dienen. Die Eltern und Kinder erhielten dazu eine spezielle Anleitung. Die Kinder der Kontrollgruppe nahmen an einer Gruppentherapie teil. Die Gruppenzuordnung erfolgte nach Wunsch der Eltern.

Im Ergebnis konnten insgesamt keine signifikanten Gruppeneffekte für das Verhältnis von Theta- und Betawellen nachgewiesen werden. Jedoch zeigte sich für die Subgruppe der Kinder mit ADHS *kombinierten Typs* (vgl. diagnostische Einteilung nach DSM IV) eine deutliche Reduktion des Theta/Beta-Quotienten. Ferner war in der Versuchsgruppe eine leichte Reduktion der Theta-Aktivität im Occipitalbereich messbar. Entgegen der Erwartung der Autoren fiel die Negativierung der CNV-Amplituden sowohl in der Versuchs- als auch in der Kontrollgruppe nach Abschluss des Trainings geringer aus, wenngleich dieser Effekt in der Versuchsgruppe weniger stark ausgeprägt war. Die Autoren schlussfolgern im Endergebnis, dass sowohl spezifische als auch unspezifische Faktoren an den Verhaltensveränderungen nach einem Training der langsamen cortikalen Potentiale durch Neurofeedback verantwortlich sind.

6. Resümee

In der Zusammensicht zeigen die Ergebnisse der beschriebenen Studien und auch die in dieser Arbeit nicht aufgeführten Forschungsergebnisse, dass Neurofeedback zu einer signifikanten Reduktion von Unaufmerksamkeit, Impulsivität und Hyperaktivität führen kann. Zu diesem Schluss gelangt auch die Bundesärztekammer in ihrer Stellungnahme vom 26. August 2005. Die endgültige Abklärung der Stabilität der erzielten Veränderungen von EEG-Parametern sowie der Verhaltenseffekte steht dabei noch aus. Endgültige Effektbelege, die von dem eindeutigen Nachweis der Spezifität der untersuchten Wirkfaktoren abhängen, sind Bestandteil laufender Forschungen.

Mit Blick auf die Kostenfrage stellt Neurofeedback eine ernst zu nehmende Alternative zur medikamentösen Therapie dar, insbesondere für solche Patienten, die auf Medikamente nicht ansprechen oder diese aus anderen Gründen ablehnen. Die Möglichkeit, einen aktiven Beitrag zur persönlichen Veränderung leisten zu können, stärkt zudem das oft verminderte Selbstwirksamkeitsempfinden der Betroffenen. Therapieerfolge werden nicht ausschließlich externen Komponenten, etwa einem Medikament, zugeschrieben, sondern stellen das Ergebnis einer persönlichen Weiterentwicklung dar.

Ähnlich wie die medikamentöse Therapie ist meines Erachtens nach auch die Feedbacktherapie als *ein* möglicher Baustein innerhalb eines interdisziplinären Ansatzes einzuordnen. Bedacht werden sollte der verhältnismäßig hohe technische und zeitliche Aufwand, der mit einem Feedback-Training verbunden ist. Dieser scheint sich jedoch zu lohnen, hat man doch möglicherweise eine Behandlungsform gefunden, die ohne bisher erkennbare Nebenwirkungen und Komplikationen Menschen hilft, ihren Alltag besser zu bewältigen, ihre Leistungspotentiale nutzbar zu machen und sich sozial und gesellschaftlich stärker zu integrieren.

Literaturverzeichnis

American Psychiatric Association / dt. Bearb. H. Sass, H.-U. Wittchen, M. Zaudig (1998). Diagnostiches und statistisches Manual psychischer Störungen DSM-IV (2. Aufl.). Göttingen: Hogrefe (Originalarbeit erschienen 1994)

Banaschewski T., Rössner, V., Uebel H., Rothenberger A. (2004). Neurobiologie der Aufmerksamkeitsdefizit-/Hyperaktivitätsstörung (ADHS). Kindheit und Entwicklung 13:137-147

Bundesärztekammer (2005). Stellungnahme zur „Aufmerksamkeitsdefizit-/ Hyperaktivitätsstörung (ADHS)".

Doehnert M. et al. (2007) Slow cortical potential neurofeedback in attention deficit hyperactivity disorder:Is there neurophysiological evidence for specific effects?. Journal Neural Transmission. Vol. 115 : 1445-1456

Fuchs,T., Birbaumer N., Lutzenberger, W., Gruzelier, J.H., Kaiser, J. (2003). Neurofeedback Treatment for Attention-Deficit/ Hyperactivity Disorder in Children: A Comparison With Methylphenidate. Applied Psychophysiology and Biofeedbach. Vol.28: No.1

Heinrich, H. et al. (2004). Training of slow cortical potentials in attention-deficit/ hyperactivity disorder: evidence for positive behavioral and neurophysiological effects. Biol. Psychiatry 55: 772-775.

Karch, D.,Bode, H., Boltshauser, E., Pietz, J., Plecko, B., Sprinz, A. (2007) EEG-Feedback bei Aufmerksamkeits-/Hyperaktivitätsstörung im Kindes- und Jugendalter - Stellungnahme der Gesellschaft für Neuropädiatrie und der Deutschen Gesellschaft für Sozialpädiatrie und Jugendmedizin: Online-Publikation.

Kraft, U. (2005). Lenke deinen Geist. In: Gehirn und Geist 9: S.15-19.

Larbig, W. (1983). Biofeedback: Grundlagen und Therapie. Medizinische Monatsschrift für Pharmazeuten 11: 324-332.

Lauth, G. W. & Schlottke, P.F. (1997). Training mit aufmerksamkeitsgestörten Kindern. Weinheim: Psychologie Verlags Union

Lubar, J.R., Shouse, M.N. (1976). EEG and behavioral changes in a hyperkinetic child concurrent with training of the sensorimotor rhythm (SMR): a preliminary report. Biofeedback Self Regul. 1.293-306.

Lubar, J.R. et. al. (1995). Evaluation of the effectiveness of EEG nerofeedback Training for ADHD in a clinical setting as measured by changes in T .O.V.A. scores, behavioral ratings, and WISC-R performance. In: Biofeedback Self Regul. 20:83-99.

Leins, U. (2004). Train your brain. Neurofeedback für Kinder mit einer Aufmerksamkeitsdefizit-/ Hyperaktivitätsstörung (ADHS). Online-Publikation.

Siefer, W. (2007). Wellenreiten ins Gehirn. In: Focus 7: S.82-84.

Strehl, U., Leins, U., Danzer, N., Hinterberger, T., Schlottke, P.F. (2004). EEG-Feedback für Kinder mit einer Aufmerksamkeitsdefizit- und Hyperaktivitätsstörung (ADHS) – erste Ergebnisse aus einer randomisierten, kontrollierten Pilotstudie. In: Kindheit und Entwicklung 13: 180-189.

Vernon, D., Gruzeller, J. et al.: The Effect of Training Distinct Neurofeedback Protocols on Aspects of Cognitive Performance. In: Internationa Jorunal of Psychophysiology 47, S. 75-85.

Wagner, I. (1994). Aufmerksamkeitstraining mit impulsiven Kindern (6. Aufl.) Eschborn bei Frankfurt am Main: Klotz

Weltgesundheitsorganisation (1993). Internationale Klassifikation psychischer Störungen ICD-10 Kapitel V (F). Klinisch-diagnostische Leitlinien (2.Aufl.). H. Dilling, W. Mombour & M. H. Schmidt (Hrsg.). Bern: Huber.

Webseiten:

www.dgbfb.de Deutsche Gesellschaft für Biofeedback (10-2009)
www.wikipedia.org/wiki/Neurofeedback (10-2009)